DES

COMPLICATIONS MORTELLES

DE LA CHORÉE

PAR

Mlle CHKEBLEVSKY

DOCTEUR EN MÉDECINE DE LA FACULTÉ DE PARIS

PARIS

Librairie Médicale & Scientifique

Jules ROUSSET

1, rue Casimir-Delavigne et 12, rue Monsieur-le-Prince

1909

DES

COMPLICATIONS MORTELLES

DE LA CHORÉE

PAR

Mlle CHKEBLEVSKY

DOCTEUR EN MÉDECINE DE LA FACULTÉ DE PARIS

PARIS

Librairie Médicale & Scientifique

Jules ROUSSET

1, rue Casimir-Delavigne et 12, rue Monsieur-le-Prince

1909

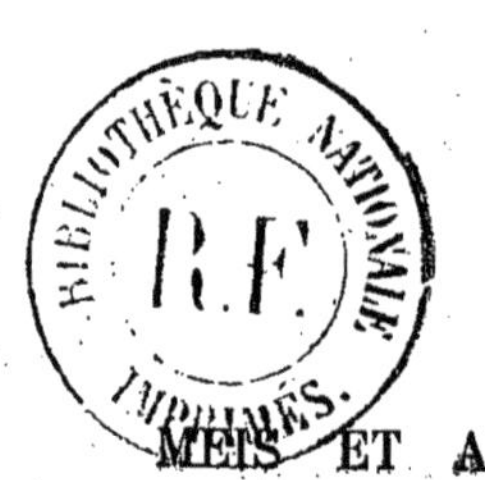

MEIS ET AMICIS

A MON PRÉSIDENT DE THÈSE

MONSIEUR LE PROFESSEUR HUTINEL

Professeur à la Faculté de Médecine
Membre de l'Académie de Médecine
Chevalier de la Légion d'Honneur

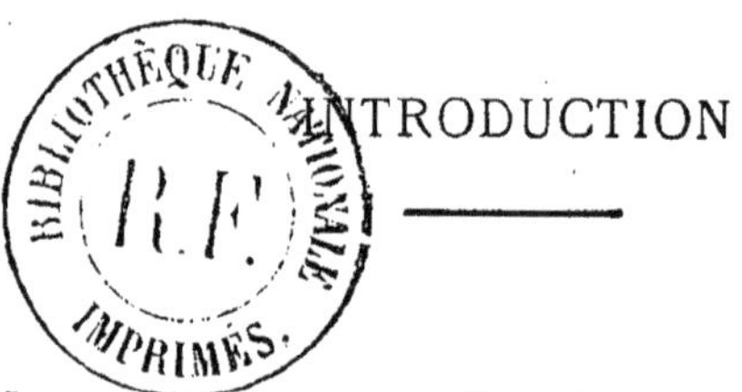

INTRODUCTION

Nous nous proposons d'étudier dans ce travail une série de cas de chorée mortelles, dont l'issue fatale est survenue rapidement, parfois subitement et dont l'anatomie pathologique est spécialement intéressante.

Pour être rare et même exceptionnelle la mort dans la chorée n'en a pas moins vivement attiré l'attention des médecins et depuis les cas de Prichard et Serres il n'est pas d'auteur qui n'en ait cité de nouvelles observations.

Cependant, le sujet est encore assez mal connu, et il reste encore nombre de points à préciser et à éclaircir. C'est que la nature de la chorée nous échappe encore et que tant que nous ne connaîtrons pas mieux sa pathogénie et ses lésions caractéristiques il sera difficile d'élucider le mécanisme de la mort dans cette affection.

Monsieur Babonneix a bien voulu nous donner ce sujet de thèse et nous indiquer les points principaux à mettre en relief : qu'il reçoive ici *l'expression de notre profonde reconnaissance.*

Nous gardons un excellent souvenir de tous les maîtres qui nous ont guidé dans le cours de nos études médicales. Nous remercions particulièrement les professeurs Pozzi, Schvarz, Gilbert-Ballet, Carnot, Jeannin, Duval.

Monsieur le professeur Hutinel, a bien voulu accepter la présidence de notre thèse ; nous le remercions vivement du grand honneur qu'il nous a fait en cette circonstance.

HISTORIQUE

On a donné le nom de danse de Saint-Guy ou de Saint-Vit à cette maladie parce qu'en Allemagne où elle a commencé à être observée, les personnes qui en étaient atteintes allaient tous les ans en pélérinage à la chapelle de Saint-Vit danser nuit et jour pour s'en guérir ; depuis on lui a substitué le nom de CHORÉE qui en grec signifie *danse*.

Sydenham dit : « La danse de Saint-Guy est une sorte de convulsion qui arrive principalement aux enfants de l'un et l'autre sexe, depuis l'âge de 10 ans jusqu'à celui de puberté » . En dehors de ces âges la chorée de Sydenham est certainement observée depuis *l'extrême jeunesse jusqu'à l'extrême vieillèsse*.

« La chorée, dit G. Sée, est un état morbide qui est moins qu'une aliénation mentale, plus qu'une simple perturbation musculaire, et qui, à la manière de l'hystérie, porte à la fois sur la sensibilité morale et l'innervation des organes locomoteurs.

Parmi les phénomènes auxquels elle donne lieu, les plus remarquables sont les modifications plus ou moins profondes qui se manifestent dans le caractère et les habitudes du malade ; les plus constants, les plus essentiels sont des mouvements irréguliers, désordonnés, presque toujours continus et exacerbants qui sans empêcher d'une manière absolue l'action de la volonté sur les muscles affectés, enlève cependant toute synergie aux contractions, toute précision à leurs effets, comme si les muscles étaient privés de cette force que, depuis Barthez, on a appelée force de situation fixe, force statique. C'est cette ensemble de symptômes qui forme l'affection connue sous le nom de *chorée*, affection subaiguë ou chronique sujette à récidiver, difficile à guérir et qui acquiert quelquefois une gravité insolite par suite des maladies qui surviennent et surtout de la diathèse rhumatismale, dont elle est fréquemment l'expression et le résultat ».

La connaissance de cette maladie ne date que des travaux de Sydenham (commencement du XVIIe siècle). La fièvre est une des conditions morbides qui peuvent contribuer à la production de la chorée.

Parmi ces conditions, celle qui agit de la manière la plus efficace est le rhumatisme, qu'il soit apyretique ou combiné avec le mouvement fébrile.

Cette singulière maladie a été depuis Sydenham étudiée par un grand nombre d'auteurs et cependant, à l'heure actuelle, sa nature exacte est encore inconnue.

Plusieurs théories ont tenté d'expliquer cette maladie mais pas une seule n'explique la *mort dans la chorée*.

Les cas de chorée suivie de mort ne sont pas très exceptionnels et Trousseau les avait déjà signalés en

1862. Lorsqu'on compare les cas de chorée terminés par la mort on voit que ceux-ci sont très différents les uns des autres et qu'il y a lieu de constituer deux groupes distincts parmi ces faits curieux :

Les uns ressortissent à la *chorée* dite simple, les autres à la chorée avec complication. C'est dans le premier groupe que la mort subite ou rapide est le plus difficile à expliquer. Celle-ci peut survenir probablement à la suite de l'épuisement nerveux comme dans le cas de Baire ; peut-être aussi est-elle la conséquence de troubles asphyxiques ou encore syncopaux comme le démontre M. Vicq.

Le second groupe comprend les faits de chorée compliquée dans lesquels la mort est imputable aux complications de la maladie initiale. Or ces dernières sont très nombreuses mais celles qui surviennent du côté de l'appareil circulatoire occupent la première place.

L'apparition des lésions cardiaques dans la chorée est établie d'une façon indiscutable : seul, le degré de fréquence de ces cardiopathies est encore en litige : il y a loin, en effet des affirmations de Henri Roger, qui leur assigne une proportion des 2 tiers de cas à la statistique de Huges et Brown qui trouvent 194 cas sur 209 choréiques et celle de Leroux qui ne rencontre que 5 faits de lésion mitrale sur 80 cas de chorée. Comme dans le cas de MM. Dupré et Camus la péricardite a été notée par Thore, par Kussel, etc., elle est cependant relativement assez rare.

Après les endo-péricardites et leurs conséquences : asystolie, embolie cérébrale, apoplexie pulmonaire, etc., ce sont les troubles nerveux : ictus apoplectique coma, manie aiguë, etc., qui paraissent être la cause la plus habituelle de la mort dans la chorée compliquée ; ici les lésions sont parfois nulles, parfois très manifestes mais non pathognomoniques : congestion cérébro-méningée, œdème, hydrocéphalie, foyers de ramollissement, lésions méningo-médullaires, etc.

Enfin, la mort peut résulter encore d'infections secondaires (érysipèle, lymphangites, adéno-phlegmons etc.), développés à la suite des excoriations, plaies cutanées, produites par les mouvements désordonnés qui agitent sans cesse les membres de certains choréiques.

Pour les premiers auteurs, Sydenham, Sauvage et Bouteille, qui ont étudié la chorée, cette affection se termine le plus souvent par la guérison complète, et ce qui peut arriver de plus grave à la suite de la danse de Saint-Guy, c'est la récidive ou le passage à l'état chronique. Un des premiers, Prichard signale des cas de chorée mortelle et étudie les altérations du système nerveux dans ces cas. Il conclut que « la cause des phénomènes irréguliers qu'on observe dans la chorée réside dans la moelle épinière et que c'est également dans cette partie du système nerveux, qu'est la source de la paralysie qui succède à cette maladie ainsi qu'à l'épilepsie. Serres (Revue médicale 1827) a eu l'occasion d'examiner l'encéphale de 4 personnes ayant succombé à la chorée et dans les 4 cas les tubercules quadrijumeaux étaient altérés.

M. Monod rapporte que chez 2 sujets affectés de

chorée il trouva une hypertrophie avec injection très remarquable de la substance corticale du cerveau et de la moelle. Le cervelet et les méninges rachidiennes étaient aussi fort injectés.

Guersant a constaté chez 2 sujets morts choréiques un ramollissement peu marqué de la moelle : chez un troisième il a trouvé une petite concrétion calcaire dans la substance cérébrale.

Le docteur Brown, chez une jeune fille atteinte de chorée et ayant succombé à des convulsions violentes suivies de coma, a trouvé toute la surface du cerveau extrêmement injectée et dans la substance médullaire de l'hémisphère gauche une concrétion calcaire.

En 1836 Perrigot (Thèse Paris 1836) admet encore que la chorée simple finit rarement et même jamais par la mort et cependant la même année Dufossé (Thèse Paris 1836) cite le cas de Lélut où l'on constate l'existence d'une membrane sur la convexité des hémisphères cérébraux, dans la cavité de l'aracnoïde et sur son feuillet interne. Georget dit qu'on a trouvé des tubercules dans le cerveau et Frank rapporte qu'on a vu des fausses membranes entourant l'encéphale, des concrétions calcaires dans la pie-mère.

Il y a des observations où l'on n'a pu découvrir aucune altération dans les organes du système nerveux de plusieurs choréiques.

Blache (article du Dictionnaire) dit : « L'anatomie pathologique ne nous fournit point de faits qui permettent de rapporter la chorée à telle ou telle lésion organique, et jusqu'à ce que de nouvelles observations viennent nous révéler sa nature, nous continuerons à la ranger parmi les névroses, c'est-à-dire parmi les affections des centres nerveux auxquelles on ne peut assigner aucun caractère anatomique appréciable ».

Nicolas (Th. Paris 1844), Thoumas (Th. Paris 1849) sont du même avis.

En 1850, paraît le mémoire capital de G. Sée (Mém. de l'Ac. de méd. t. XV, 1850).

Examinant les diverses lésions trouvées à l'autopsie des choréiques G. Sée dit : « Les altérations de l'encéphale et de la moelle semblent plus propres en apparence que les lésions congestives à produire ces effets morbides ; mais à vrai dire il en est peu dont la coïncidence et surtout le mode d'action soient bien démontrés. On a cité vaguement et sans fournir aucune indication précise à l'appui de cette assertion, les concrétions calcaires de la substance cérébrale, l'inflammation ou l'induration des tubercules quadrijumeaux, l'induration et l'hypertrophie de la moelle et du cerveau, les ostéïdes du canal vertébral, les kystes de la glande pinéale, les ramollissements de la moelle et du septum lucidum, les ramollissements partiels des hémisphères cérébraux et les tubercules de l'encéphale. Mais de toutes ces données anatomiques, il n'y a en réalité que celles relatives aux tubercules de l'encéphale qui aient été constatées d'une manière précise et qui, par conséquent, puissent être prises en sérieuse considération. Il est des choses qui semblent indépendantes de toute modification appréciable du système nerveux, de toute altération générale de l'organisme : ces cas-là peuvent être considérés comme des affections nerveuses essentielles, c'est-à-dire comme des névroses. Et G. Sée cite à l'appui de cette dernière affirmation le cas d'une petite fille de 6 ans qui fut prise au 10e jour d'une chorée, d'un pemphigus gangreneux mortel et à l'autopsie de laquelle on ne trouve qu'une hépatisation pulmonaire. »

Gérard donne quelques détails cliniques sur les chorées mortelles : « Quand la chorée se termine par la mort, celle-ci arrive ordinairement à la suite de la dénudation des surfaces articulaires, de vastes phlegmons, de la gangrène du tissu cellulaire, de plaies profondes qui réagissent sur l'encéphale avant qu'on ait pu en triompher ; ou bien elle est produite par des phlegmasies chroniques, dues à la longueur de la maladie.

Si nous interrogeons l'anatomie comparée, nous constatons que M. Delafond, ayant fait l'autopsie d'un grand nombre d'animaux atteints de chorée, n'a jamais rencontré aucune lésion.

En 1855 Boseredon (Bull. soc. anat. 1855 t. L). publie un cas de chorée intense s'étant compliquée de scarlatine et ayant déterminé la mort en 3 semaines. A l'autopsie, on trouva des plaques calcaires dans les plexus choroïdes.

Moynier (Th. Paris 1856) cite une observation de chorée coïncidant avec un rhumatisme aigu et terminée par la mort, une seconde observation également mortelle à l'autopsie de laquelle on ne trouva aucune lésion des centres nerveux, et enfin une 3e qui se termina par la mort avec une extrême rapidité.

En 1858, paraît l'observation de MALHERBE qui constate à l'autopsie les tubercules de l'encéphale et d'autres altérations et surtout un ramollissement de la substance corticale du cerveau et du cervelet.

Füller observe en 1862, une récidive de chorée accompagnée de douleurs articulaires et ayant déterminé la mort en 12 jours par épuisement. A l'autopsie il existait en plus des lésions d'endocardite récente, une hyperhémie allant jusqu'à la production de véritables hémorragies (Lancet, 17 mars 1862).

L'année d'après paraissent les observations de PEACOCK et de THOMPSON. Dans la première (Britchand Foreign Med. chir. Review, t. XXXII, 1863), la mort survint par épuisement au 36e jour d'une chorée généralisée. Dans la seconde la chorée était apparue à la suite d'une vive frayeur (Méd. Times and Gaz., 1863, july 25).

En 1864, ZELION (Gaz. des hôp. 1864) observe une chorée généralisée avec douleurs articulaires et phénomènes délirants.

L'année suivante Rüssel (Med. Times and Gaz. 1865) publie un cas de chorée rhumatismale généralisée terminée par apoplexie, et à l'autopsie de laquelle on trouva surtout, en outre d'une péricardite récente, de l'hyperhémie méningo-encéphalique.

RELLY à l'autopsie d'une chorée datant de 2 ans, observe un *ramollissement des corps striés* ramollissement plus prononcé à gauche.

Hannequin (Th. Paris, 1883) conclut de ces observations que dans la chorée rhumatismale, la mort a lieu habituellement par le bulbe.

La même année Vassitch (Th. Paris 1883) étudiant les chorées des adultes constate sa plus grande gravité ; il signale la mort comme terminaison possible, surtout dans les chorées gravidiques.

Guinon (France médicale, 19 janvier 1885) cite un cas de chorée mortelle avec autopsie dont nous reproduisons partiellement l'observation.

En 1889 (Dana, New-York méd. j. 1889) étudie les très intéressantes lésions vasculaires trouvées à l'autopsie d'une chorée compliquée depuis des années d'attaques épileptiformes.

Ces lésions consistent surtout en dégénérescence des parois artérielles sans artérite, et en dilatation considérable des espaces lymphatiques, dilatation contrastant avec l'intégrité absolue des cellules latérales.

Le maximum des lésions s'observe à la face inférieure des lobes temporaux, de la capsule interne et vers les parties adjacentes du *corps strié* : à ce niveau les tubes nerveux sont variqueux et les *cellules nerveuses dégénérées* : quant aux cordons latéraux de la moelle ils sont congestionnés.

La même année Jakowenko (cité par Blocq) décrit des corps spéciaux (chorea kœrperchen) que l'on retrouve exclusivement dans certaines parties du système nerveux, particulièrement dans le noyau caudé et à la partie postérieure des *couches optiques*.

Ces corps spéciaux présentent une forme arrondie ;

ils sont agminés autour des vaisseaux à la paroi desquels ils adhèrent souvent ; on les observe aussi dans les espaces périvasculaires. Par certains réactifs ils se colorent vivement dans leur partie centrale, leur partie périphérique restant absolument claire. Il s'agit dans ce cas, dit M. Blocq, d'une dégénérescence hyaline à localisation spéciale.

L'année suivante Laufenauer (Soc. royale des méd. de Budapest) étudie au point de vue histologique 5 cas de chorée terminés par des accidents infectieux et compliqués d'endocardite.

Il décrit des lésions siégeant au niveau des parties grises du cerveau et dans la moelle et consistant en la présence de corps d'apparence hyaline et en inflammations connectives diffuses.

Il n'y avait ni lésions des gros vaisseaux ni embolies capillaires. De ces lésions Laufenauer conclut que la chorée est une maladie infectieuse agissant surtout sur certaines parties du système nerveux.

En 1893 Guillemet consacre sa thèse à l'étude de la mort dans la chorée de Sydenham et étudie successivement la fréquence, les causes et la symptomatologie de cette terminaison, que celle-ci soit due aux complications cardiaques, à l'hémorragie cérébrale, ou qu'elle survienne sans complications. Il conclut que la mort est le plus souvent due à une complication cardiaque, mais que parfois aussi elle survient subitement dans le cours d'une chorée de moyenne intensité, alors que rien ne pouvait la faire prévoir.

Trousseau dans ses leçons sur les chorées dit :

La mort arrive lorsque l'agitation choréique est poussée à l'extrême, et si elle n'est pas le fait de l'épuisement nerveux, si elle n'est pas causée par un rhumatisme cérébral, elle est la conséquence d'autres accidents non moins formidables.

Les malades meurent consumés par une fièvre analogue à celle qui enlève les individus atteints de larges brûlures et l'analogie est d'autant plus frappante que cette fièvre reconnaît pour cause des plaies plus ou moins nombreuses plus ou moins étendues... Ces plaies se produisent d'autant plus facilement que la danse de Saint-Guy est portée au plus haut degré, ce qui arrive dans une fièvre grave, dans toutes les maladies qui ont profondément frappé le système nerveux, lesquelles ont une tendance marquée à la suppuration et à l'ulcération, dans quelques cas, la mort arrive par l'effet de complications rhumatismales du cœur.

Pour Cadet de Gassicourt (Traité clinique des maladies de l'enfance t.II) les malades succombent par épuisement. Les causes en sont multiples : non seulement les douleurs, non seulement la gangrène des plaies abattent les forces, allument la fièvre et font peu à peu tomber l'enfant dans l'hecticité, mais encore cet ensemble de symptômes terribles a été peu à peu amené par l'inanition.

Il peut même arriver que la terminaison funeste se produise sans ulcérations profondes, sans suppuration et que le marasme soit la conséquence unique de l'inanition et de l'épuisement nerveux. C'est ainsi que les malades meurent lentement de chorée. Il peuvent aussi mourir brusquement et ils succombent alors avec les symptômes du rhumatisme cérébral. D'après Guillemet la fréquence de la mort est 25 0/0. Or la plupart des cas de mort ont trait à des adultes ou à des adolescents. Dans l'enfance la mort est plus rare. Elle peut survenir par l'intensité seule de la maladie. On a également signalé quelques cas de mort subite sans que l'autopsie ait donné l'explication, aucune lésion n'ayant été trouvée. Peut-être faut-il l'expliquer par une action sur le pneumogastrique avec arrêt du cœur.

Presque toujours, la mort est causée par une des multiples complications de la chorée ou par une maladie intercurrente.

Parmi les complications plus rares susceptibles d'entraîner la mort, nous signalerons, en outre de l'hémorragie cérébrale, qui a été noté souvent par M. Dieulafoy, les maladies infectieuses intercurrentes et surtout les infections secondaires, érysipèle, septicémie, résultant des blessures produites par les mouvements.

Enfin M. Triboulet signale les formes graves de la chorée dans lesquelles la violence des mouvements peut projeter le choréique de son lit, qui s'accompagnent habituellement de désordres mentaux, de troubles généraux, anorexie, impossibilité de s'alimenter, fièvre ; l'enfant peut mourir d'épuisement nerveux, suivant l'expression consacrée si vague ; ou bien le dénouement fatal est entraîné par des complications infectieuses (phlegmons, érysipèle) développées au niveau des plaies et des excoriations cutanées provoquées par les frottements et les chocs.

Monsieur Dieulafoy dit :

« Toutes les fois que vous surprendrez au début ou dans le cours de la chorée des troubles mentaux graves, des hallucinations de l'ouïe et de la vue, de l'excitation maniaque, du délire, en un mot une vraie psychose choréique, méfiez-vous ; je ne dis pas que le pronostic soit fatalement mortel, mais il est en tous cas des plus sérieux ».

« Fait important, et sur lequel insistent assez peu les classiques, la mort dans ces cas peut être annoncée par une *éruption cutanée* de *type variable* ».

Ainsi, dans certaines chorées fatales, la mort est annoncée par une *éruption cutanée* revêtant, suivant les cas, le *type miliaire* ou *scarlatiniforme*.

Quelle est la pathogénie de ce symptôme ?

On ne peut, semble-t-il, formuler à cet égard que deux hypothèses : l'une rattache l'*éruption cutanée* à une origine nerveuse, l'autre à une origine infectieuse.

En faveur de celle-ci, plaïde ce fait que dans le sang des malades atteints de chorée grave on a parfois trouvé le streptocoque ; en faveur de celle-là on peut invoquer l'existence dans la chorée de Sydenham, des troubles trophiques incontestables : arthropathies, paralysies, etc.

Quoi qu'il en soit de ces théories, la signification pronostique des érythèmes dans la chorée est des plus nettes ; ils annoncent presque fatalement la mort, qu'ils ne précédent d'ordinaire que de quelques heures. Dans notre observation cependant cette *éruption* précède la mort de quatre jours.

ÉTIOLOGIE

La prédisposition joue dans la chorée un rôle très important ; elle constitue une susceptibilité particulière du système nerveux, un terrain spécial sur lequel la maladie se développe sous l'influence du rhumatisme le plus souvent ou d'autres maladies infectieuses, notamment de la tuberculose qui, selon la théorie de Poncet, pourra occasionner le rhumatisme et par l'intermédiaire du rhumatisme la chorée. L'hérédité similaire est assez rare. Si on réunit la moyenne des observations on la trouve dans 10 pour 100 des cas. M. Déjerine, dans sa thèse d'agrégation de 1886 sur l'hérédité dans les maladies du système nerveux, dit que l'hérédité dans la chorée de Sydenham est assez rarement similaire. MM. Hutinel et Babonneix dans un article encore inédit sur les chorées disent que l'hérédité similaire niée par M. Raymond intervient pourtant dans quelques cas.

Mais l'hérédité nerveuse, d'une façon générale, se voit très fréquemment, pour ne pas dire toujours. D'après les nombreuses observations on a le droit de dire que l'hérédité nerveuse constitue une cause prédisposante de tout premier ordre. On peut affirmer que dans tous les cas on trouve, soit dans les antécédents héréditaires, soit dans les antécédents personnels, un terrain névropathique favorable à l'éclosion de la névrose.

Cette névrose est plus commune dans l'enfance qu'aux autres âges. La plus grande fréquence s'observe de 7 à 15 ans. Elle atteint beaucoup plus souvent les filles que les garçons ; (le système nerveux de la femme étant plus excitable que celui de l'homme). C'est ainsi que sur 531 observations Germain Sée en a trouvé 393 chez les filles et seulement 138 chez les garçons.

Le climat joue aussi un rôle important dans la production de la chorée. On l'observe, en effet, beaucoup plus souvent en hiver qu'en été, dans les climats froids et humides que dans les pays chauds.

La race juive est plus prédisposée, d'après Franck pour la chorée que les autres.

Depuis longtemps on a attiré l'attention sur la coïncidence fréquente du *rhumatisme* et de la *chorée*. Les autres infections ont une action beaucoup moins nette sur l'étiologie de la chorée de Sydenham.

La tuberculose a été trouvée 20 fois sur 128 choréiques par G. Sée. Rachford a spécialement incriminé à ce sujet l'anémie qui dépend de la tuberculose ganglionnaire généralisée qu'il a rencontré dans la moitié des cas (Medical News 22 avril 1893, n° 16, p. 429). La chlorose, le rachitisme ont également été incriminés.

A côté du rhumatisme, a pris place dans ces derniers temps, dans l'étiologie de la chorée, la notion de l'infection. Triboulet (Th. Paris, 1893) a bien exposé le rôle de ce nouveau facteur étiologique. Mais cette nouvelle théorie ne peut que confirmer le fait de la fréquence des complications cardiaques dans la chorée. En effet, si le rhumatisme est très souvent en cause dans l'étiologie de l'endocardite, il n'est cependant pas seul à la produire. On connaît parfaitement aujourd'hui les endocardites qui se produisent dans le cours des maladies infectieuses et qui sont dues à l'action des microbes pathogènes. Donc avec la notion étiologique de l'infection, comme avec celle du rhumatisme, les complications cardiaques se comprennent parfaitement dans la chorée de Sydenham. Leur fréquence se retrouve, avec l'une ou l'autre théorie parfaitement expliquée.

Marfan cite 14 fois sur 16 observations les lésions cardiaques : 6 fois elles étaient d'origine rhumatismale.

Recherchons ces notions étiologiques dans les cas de chorée mortelle que nous avons réunis dans ce travail et examinons successivement le rôle qu'y jouent les causes prédisposantes et les causes déterminantes.

Nous avons trouvé dans notre observation personnelle une hérédité nerveuse très nette : le père est très nerveux, la mère est également une névropathe, le frère de notre malade a présenté au cours de la rougeole des convulsions.

Une tante de la malade a eu à l'âge de 11 ans une chorée légère.

Dans le cas de Sergent et Babonneix, père tuberculeux, mère très nerveuse mais sans crises. Dans le cas de Dupre et Camus, mère rhumatisante ; dans les autres observations les antécédents héréditaires ne sont pas indiqués. Sous le rapport de l'âge nous trouvons : 4 ans, 10, 17, 18, 19, 19, 22.

Au point de vue du sexe nous voyons qu'il y a eu 4 femmes pour 3 hommes.

Au point de vue des causes déterminantes :

Rhumatisme, 5 fois.

Maladies infectieuses et rhumatisme, 2 fois.

Perturbation morale, 1 fois.

Roger en 1868 assigne aux lésions cardiaques des choréiques la proportion de 2/3 des cas, et Hugues et Brown trouvent 194 cas sur 209. Leroux au contraire 5 pour 80 cas.

Dans le cas de Dupré et Camus nous trouvons une *péricardite hémorragique*. Dans notre observation une endocardite, le cas de Sergent et Babonneix montre une *endocardite végétante*.

Il semble donc que pour les cas de chorée aiguë mortelle, les observations les plus probantes soient celles où on a noté une cardiopathie.

PATHOGÉNIE

Fidèle aux doctrines humorales de son époque, Sidenham attribue la cause première de la chorée à une humeur qui s'étant engagée dans les nerfs les irrite et occasionne par ce moyen les convulsions.

« Parmi les nombreuses théories pathogéniques de la chorée, deux surtout avaient conquis les suffrages : la théorie rhumatismale et la théorie nerveuse. Dans ces dernières années, une théorie nouvelle, reflet des idées médicales régnantes semble vouloir les détrôner : nous voulons parler de la théorie infectieuse. De nombreux travaux parlant sur les relations étiologiques de la chorée avec les maladies, sur l'anatomie pathologique, la bactériologie et l'influence des toxines sur le système nerveux ont évidemment ouvert des horizons nouveaux et la pathogénie de la chorée semble devoir entrer dans une phase nouvelle. Aucune des théories rhumatismale, nerveuse, infectieuse même ne suffit à elle seule à expliquer tous les cas, sans contredire la clinique et l'étiologie ».

Théorie infectieuse.

Massalongo (Revue neurologique 1893) à propos d'un cas de chorée observe, chez une fille de 16 ans atteinte de scrofulo-tuberculose ganglionnaire, pense que la chorée peut s'expliquer par l'action sur le système nerveux des poisons formés dans les foyers tuberculeux.

Les divers agents infectieux ou toxiques peuvent, en se basant sur les faits publics, se diviser au point de vue étiologique en plusieurs groupes.

1° Infections plus ou moins nettement définies venues ordinairement du dehors : rougeole, érysipèle, coqueluche, varicelle, variole, pneumonie, tuberculose, dysenterie, zona, grippe, impétigo, diphtérie, etc.

2° Auto-infection, embarras gastriques, angines diverses, colites.

3° Le rhumatisme, affection de nature mal déterminée qui mérite une place à part (entre les infections et les auto-intoxications).

4° Auto-intoxications : Troubles nutritifs divers, croissance, formation, etc., choc nerveux.

5° Intoxication : On cite un cas de chorée consécutive à une intoxication par l'iodoforme.

En somme l'agent provocateur peut être une infection ou une intoxication quelconque : soit une infection venue du dehors (fièvres éruptives, grippe, etc.), soit une auto-infection de nature mal déterminée (rhumatismale) soit une auto-intoxication : troubles nutritifs divers, croissance, choc nerveux, soit un toxique : empoisonnement par l'iodoforme.

Théorie de la névrose

Charcot en était un fervent partisan, il combattait

la théorie rhumatismale en disant : « La chorée a été considérée comme étant une émanation du rhumatisme articulaire aigu. De ce que l'on voit souvent la chorée se développer à la suite du rhumatisme articulaire on en conclut que cette chorée mérite le nom de rhumatismale... Je ne crois pas que la chorée puisse jamais être considérée comme un équivalent dans les centres nerveux de l'affection articulaire ou des affections viscérales de la fièvre rhumatismale. »

Pour Joffroy, la chorée est une névrose d'évolution, elle consiste en un trouble fonctionnel des différents systèmes de l'appareil moteur anormalement développé. « Les choréiques sont des dégénérés chez lesquels la malformation de l'appareil moteur est latente jusqu'au jour où une cause viendra la mettre en activité. Cette cause variable sera : ou le rhumatisme, ou une pneumonie,ou une fièvre typhoïde, etc, quelquefois la chlorose, le surmenage. Mais peu importe que ce soit l'une ou l'autre de ces causes ; peu importe encore que l'une de ces causes soit plus active que l'autre ; il ne s'agit là que d'une cause déterminante. Il n'y a pas plus une chorée rhumatismale, une chorée pneumonique, une chorée typhique etc, qu'il n'y a une paralysie générale syphilitique, alcoolique, saturnine, etc. La chorée est une comme la paralysie générale est une ». Cette théorie de la névrose suffit dans les cas simples à expliquer la plupart des manifestations nerveuses,mais elle ne saurait expliquer la présence assez fréquente de la fièvre et des complications cardiaques.

Théorie rhumatismale

Elle a été soutenue avec talent par Germain Sée, Roger, Cadet de Gassicourt, par beaucoup d'auteurs anglais et américains. Elle serait fonction du rhumatisme cerébro-spinal avec ou sans manifestations articulaires et cardiaques. Elle atteindrait le système nerveux cérébro-spinal ou ses enveloppes au même titre que les séreuses cardiaques ou articulaires. Malheureusement, il y a 2 objections que l'on peut faire à cette théorie. La première c'est que dans un grand nombre de cas il n'y a pas trace de rhumatisme dans les antécédents personnels ou héréditaires du malade. La seconde c'est que le salicylate de soude, médicament spécifique des rhumatisants est sans effet sur la chorée.

ANATOMIE PATHOLOGIQUE

A l'autopsie de choréiques on a trouvé une infinité de lésions absolument différentes et inconciliables quant à leur siège et à leur nature : lésions congestives ou même hémorragiques des enveloppes ou du névraxe, ramollissement de diverses parties du cerveau, altérations des méninges, des plexus choroïdes, du cervelet, plaques calcaires des ganglions de la base, induration ou hypertrophie de telle ou telle partie du système nerveux. G. Sée parle de cas de chorée où l'on trouve à l'autopsie une tuberculisation cérébrale des plus nette.

Dans les cas de chorées fatales comme il est démontré dans la thèse de Vicq on observe surtout des lésions d'ordre circulatoire ; elles sont localisées aux méninges, à la moelle, au cerveau, ou généralisées; elles sont peu accusées, ou vont au contraire jusqu'à la formation de véritables hémorragies.

L'école anglaise a soutenu la théorie de l'embolie, théorie qui repose sur la constatation fréquente de ramollissement du *corps strié*.

La chorée se termine d'après Guérin (thèse Paris 1876) rarement par la mort. Germain Sée cependant a pu réunir 84 cas, et il les décompose en 3 séries ; 1° dans une première catégorie, il range les lésions cardiaques. Bright pensait que c'était la péricardite qui était la plus fréquente, mais cet auteur a prouvé au contraire que les lésions de l'endocarde étaient beaucoup plus fréquentes.

2e catégorie. — Le même auteur place dans ce groupe les lésions de la substance nerveuse qu'on a trouvées 22 fois sur 84, et l'hypersécrétion des méninges qu'on a trouvé 10 fois.

3e catégorie. — Ici, se rangent les cas où la chorée peut être considérée comme une névrose, c'est-à-dire une maladie sans lésion, ou dont les lésions ne peuvent expliquer les symptômes et par conséquent ne sont pas fondamentales.

M. Guérin continue avec la plupart des médecins à regarder la chorée comme une névrose. Il fonde son opinion sur la prédisposition des jeunes filles à contracter la chorée, alors que le rhumatisme est plus fréquent chez les garçons, sur la coïncidence avec cette névrose de phénomènes nerveux appartenant aux névroses les moins contestables, comme l'hystérie, l'épilepsie, sur les caractères mêmes de la maladie, sur l'influence des émotions morales, enfin sur les nombreuses observations où l'on n'a pu saisir la trace d'une altération organique.

Dans leur observation, MM. Méry et Babonneix qui ont pratiqué avec le soin le plus minutieux l'examen macroscopique et microscopique des différents organes insistent sur les lésions cellulaires observées à toutes les hauteurs du névraxe ; mais particulièrement au niveau des corps *opto-striés* et consistant en chromatolyse, situation excentrique et homogénéisation du noyau, œdème du corps cellulaire, disparition des prolongements.

Enfin, les résultats des recherches expérimentales entreprises tout récemment par MM. Dejerine et Roussy, montrent la prédilection marquée de lésions dans la chorée pour la région *opto-striée*, M. Roussy dit (Th. Paris, 1906-1907) : « Depuis longtemps, les auteurs ont été frappés des rapports des lésions thalamiques avec certains symptômes moteurs observés chez les hémiplégiques tels que l'hémichorée et l'hémiathétose ou l'hémitremblement post-hémiplégique. C'est aux lésions thalamiques en effet qu'on rapporte tout d'abord ces phénomènes d'excitation motrice à l'appui des constatations anatomo-cliniques.

MM. Charcot, Andral et les autres auteurs refusent à la couche optique la faculté de produire l'hémichorée et les autres phénomènes moteurs cloniques post-hémiplégiques dont le centre siégerait pour eux dans la partie postérieure de la capsule interne au niveau du carrefour sensitif.

En nous basant sur les résultats anatomo-pathologiques de notre observation et sur les travaux récents de MM. Dejerine et Roussy, nous pensons que les lésions *opto-striées* jouent dans le déterminisme de la chorée un rôle important que préciseront sans doute les recherches de l'avenir.

Des causes de la mort.

Nous allons rechercher dans ce chapitre quelles sont les conditions normales ou pathologiques qui peuvent être regardées comme favorisant la terminaison fatale.

Pour certains auteurs l'âge de la puberté est celui où la mort se rencontre le plus fréquemment. La malade de notre observation meurt à 4 ans, ce qui vient à l'encontre de cette opinion.

Sturge dit : « L'établissement de la fonction de reproduction est une condition physiologique qui a sur le pronostic de la chorée une certaine influence ». Cette influence se ferait surtout sentir chez la femme au moment de l'apparition des premières règles. Sturge signale encore, comme aggravant le pronostic l'excitation sexuelle anormale. L'état mental, ainsi que les états pathologiques antérieurs du sujet pourraient faire porter un pronostic fâcheux et favoriser la terminaison fatale. Pour M. Dieulafoy c'est l'état mental qui domine la situation c'est lui qui règle la gravité du pronostic. La chorée, bénigne si elle survient chez un sujet dont les antécédents sont bons, pourra devenir très grave si elle s'associe à un état pathologique qui a déjà détériorié plus ou moins l'organisme.

Il est certain que l'on trouve le rhumatisme articulaire aigu mentionné, comme antécédent pathologique, dans le plus grand nombre des observations de chorée terminée par la mort. La fréquence, comparée à celle des autres antécédents pathologiques, est véritablement considérable. Mais étant donnée l'importance considérable du rhumatisme dans l'étiologie de la chorée, il n'est pas surprenant qu'on le retrouve très souvent mentionné dans les antécédents personnels ou héréditaires des malades qui meurent dans la chorée de Sydenham. Cependant, en face d'une fréquence si considérable de l'étiologie rhumatismale dans les cas de chorée mortelle, on ne peut s'empêcher d'y voir une cause de mort dans la chorée, des plus importantes. On est parfaitement en droit d'admettre étant donnée cette fréquence étiologique rhumatismale dans les cas de mort, que la chorée rhumatismale doit avoir un pronostic beaucoup plus sombre que celle dont l'étiologie est purement nerveuse ; c'est le rhumatisme en effet qui amène dans le cours de la chorée des complications dont l'influence sur la terminaison fatale est considérable. Rarement la chorée non compliquée est mortelle : presque toujours, lorsque la mort arrive, il y avait un état pathologique autre qui était venu s'associer à la chorée. La chorée n'est point grave par elle-même, dit Roger, mais par la possibilité des complications sérieuses, possibilité qu'augmente la fréquence de ces récidives. Ce sont ces complications qui commandent le pronostic de la chorée que nous allons maintenant passer en revue. Ces complications sont nombreuses. Il est évident en effet que la chorée ne met le sujet qu'elle atteint à l'abri d'aucune maladie.

Tout au contraire, on pourrait supposer que l'état

d'infériorité où elle amène l'organisme, le rend beaucoup plus apte à devenir la proie des agents pathogènes. Et de fait si on parcourt les observations de chorée mortelle, on verra que les causes auxquelles est reportée la mort, sont des plus diverses.

Ce sera tantôt par des complications cardiaques, tantôt par des complications pulmonaires que sera mort le choréique. Dans d'autres observations au contraire c'est l'encéphale qui est mis en cause. Les maladies infectieuses, fièvre typhoïde, diphtérie etc., ont souvent causé la mort dans la chorée. Parmi ces complications productrices de la mort dans la chorée, il en est qui se retrouvent avec une fréquence supérieure à celle de toutes les autres, ce sont des complications cardiaques. En pratique même, ces complications cardiaques doivent être regardées comme ayant seules une importance réelle dans le pronostic de la chorée, lorsque par elle-même cette maladie ne doit pas amener la mort. Le peu d'intervalle entre les attaques doit toutefois être considéré comme cause de mort, en indiquant la gravité de la maladie. En effet, la gravité de la chorée est une cause importante de mort. Ce n'est pas seulement par des complications survenant pendant son cours que l'on meurt dans la chorée ; mais on peut mourir également sans que rien autre que la chorée ne puisse être invoqué pour expliquer la mort des sujets qui en sont atteints. La tuberculose quoique elle ne soit pas mentionnée fréquemment comme cause de la mort de la chorée, se rencontre néanmoins dans certains cas, notamment dans notre observation. A l'autopsie de notre malade on a trouve des lésions de tuberculose généralisée.

Etant donné que chez notre malade il existait d'une part une chorée avec insuffisance mitrale, d'autre part une tuberculose presque généralisée, on peut se demander si elle n'a pas fait à l'occasion de sa tuberculose, du rhumatisme et par l'intermédiaire du rhumatisme, de la chorée. Ce n'est qu'une hypothèse mais séduisante et conforme à la théorie soutenue par Poncet.

Enfin, nous voulons parler d'une complication importante que nous avons trouvé dans notre observation et dans la plupart de celles que nous citons dans notre travail.

Il s'agit d'une éruption cutanée de type miliaire ou scarlatiniforme. Dans le cas de Malherbe le corps du malade se couvre d'une éruption miliaire généralisée qui précède de plusieurs jours la mort. Dans l'observation de Guinon l'éruption est localisée sur les membres, elle apparaît la veille de la mort. Dans le cas de Sergent et Babonneix pendant la phase délirante, on s'aperçoit qu'une éruption scarlatiniforme était apparue sur les membres inférieurs au niveau des points où le frottement est maximum. Cette éruption s'étendit progressivement et finit par occuper les membres inférieurs dans toute leur étendue. Enfin dans notre observation, apparaît, 4 jours avant la mort, une erythème à type scarlatiniforme qui d'abord localisée au ventre s'étend bientôt au reste du corps.

ÉVOLUTION, DURÉE ET TERMINAISON

L'évolution de la chorée aiguë mortelle est assez rapide. Dans le cas de Dupré et Camus, les accidents évoluèrent très rapidement et le malade mourut cinq jours après le début des accidents. Dans d'autres cas la mort survient seulement au bout de un mois et demi, deux mois. L'on peut dire que la chorée aiguë mortelle dure rarement plus de six semaines, et que le plus souvent, elle dure beaucoup moins de temps. Le début des accidents affecte fréquemment une allure insidieuse. On n'a sous les yeux que des symptômes d'infection banale qui font hésiter le diagnostic. Puis les phénomènes choréiques s'établissent et viennent déceler la nature véritable de la maladie.

Cette infection est parfois nettement du rhumatisme articulaire aigüe dans la convalescence duquel la chorée vient débuter comme une complication. Mais les mouvements choréiques peuvent aussi constituer le premier signe de l'affection.

Ils s'établissent progressivement, ou bien assez rapidement,ou brusquement. La marche de la chorée mortelle est assez communément progressive. Les mouvements convulsifs deviennent de plus en plus violents jusqu'à la mort. D'autres fois au contraire ils diminuent d'intensité ou disparaissent les derniers jours avant la mort. Cette disparition peut être le fait d'une paralysie, d'un coma.

Le coma est ordinairement de courte durée, de quelques instants ; il est quelquefois d'une durée assez longue, — une journée. Dans les cas où le coma est profond les mouvements choréiques disparaissent. La fièvre, le pouls sont des symptômes s'aggravant concurremment avec l'intensité des mouvements convulsifs et les autres signes d'infection. La fièvre baisse en général et le pouls se ralentit pendant les rémissions.

La mort survient chez les malades soit du fait d'une affection intercurrente, soit par suite des progrès de la maladie, soit du fait de la cardiopathie.

Observation (*personnelle*)

(Due à l'obligeance de M. *Babonneix*)

Andrée H. . . quatre ans, entrée le 17 novembre 1905, salle Parrot N° 10.

Antécédents héréditaires. — Le père souffre d'une gastrite, probablement éthylique. Il est très nerveux. La mère est également une névropathe. Ils ont eu 2 enfants, la malade et un bébé de 2 ans qui au cours de la rougeole, aurait présenté des convulsions.

Une tante de la malade a eu, à l'âge de 11 ans, une chorée légère.

Antécédents personnels. — La petite fille est née à terme après une grossesse normale. Elle a été élevée au sein par sa mère, a eu ses premières dents à sept mois et a marché vers un an. Elle n'a jamais été atteinte d'éclampsie.

Il y a un an, elle a eu la varicelle · il y a 8 mois une broncho-pneumonie, puis la coqueluche.

Il y a 6 semaines, elle a contracté la rougeole, et c'est à la suite de cette affection que ses parents ont remarqué qu'elle se fatiguait facilement, éprouvait de la peine à se tenir sur ses jambes et était devenue un peu triste. Puis, peu à peu se sont installés les mouvements choréiques, pour lesquels elle entre aujourd'hui à l'hôpital.

Etat actuel. — L'enfant présente tous les signes d'une chorée intense. Son corps est continuellement agité par des secousses irrégulières et illogiques. A la face, les grimaces sont incessantes. Les doigts s'écartent, se rapprochent, s'embrouillent, les épaules s'élèvent et s'abaissent.

Mêmes contorsions des membres inférieurs. La marche est impossible, la parole difficile, bredouillée, la langue est de temps à autre projetée avec violence hors de la cavité buccale. Le sommeil est agité. La sensibilité parait normale. Les réflexes tendineux sont vifs, l'intelligence intacte. En raison de l'excessive agitation présentée par la malade, on ne peut examiner à fond ses divers organes. Tout ce que l'on constate, c'est qu'il n'existe aucun trouble appréciable des fonctions digestives et respiratoires. L'auscultation du cœur fait entendre un souffle systolique de la pointe, rude, vibrant, ne se modifiant pas par les changements de position, se propageant dans l'aisselle, présentant en un mot tous les caractères d'un souffle organique. Il n'y a pas de fièvre. Le pouls est régulier, la peau est en bon état. Les urines ne contiennent ni sucre ni albumine. Dans la région sous-maxillaire gauche existe un ganglion caséeux. On prescrit 8 grammes de liqueur de Budin à prendre dans les 24 heures et des enveloppements dans le drap mouillé.

Le 21 novembre apparaît un érythème à type scarlatiniforme qui d'abord localisé au ventre s'étend bientôt au reste du corps. La peau est ulcérée au niveau des malléoles. Les battements cardiaques sont rapides, mais la température du soir ne dépasse pas 37, 5.

Le 22, la situation ne se modifie pas.

Le 23, les fesses commencent à s'ulcérer. Le ventre se ballonne. La langue est sèche, la gorge rouge. Il s'écoule des fosses nasales un liquide séro-purulent, les mouvements choréiques redoublent d'intensité. La température, le matin monte de 37°, 4 pour atteindre le soir, 39°, 6.

On cesse les enveloppements humides.

Le 24, la température du matin est redescendue à 39, 2, le soir, elle remonte à 39, 9. On trouve à l'auscultation des poumons, des signes de bronchite. Le pouls est incomptable. Mais il n'existe ni délire, ni pleurésie, ni péricardite. Il n'y a aucune réaction méningée. Les articulations sont libres. La petite malade meurt dans la nuit.

Autopsie. — A l'ouverture de l'abdomen, on remarque que la face pariétale du péritoine présente un aspect dépoli, verruqueux ; on y voit des tubercules volumineux et, de-ci de-là, quelques granulations grises. Le grand épiploon est très épaissi ; il adhère presque partout à l'intestin distendu. Le péritoine périhépatique adhère au péritoine pariétal. Il existe de nombreuses granulations sur la rate et sur le péritoine pelvien. Le foie est plutôt petit, son lobe gauche paraît atrophié, la capsule offre un état velvetique prononcé. A la coupe certaines zones tranchent sur le reste du parenchyme par leur coloration jaunâtre, leur aspect luisant ; ce sont des régions cu voie de dégénérescence graisseuse. Il n'y a ni tubercules, ni cavernes biliaires. La vésicule est normale. On ne constate rien d'apparent le long des conduits biliaires, de l'artère hépatique, ni de la veine porte.

Poumons. — Le poumon droit est congestionné au niveau de son lobe inférieur ; le long du bord antérieur il existe un certain degré d'emphysème.

La plèvre pariétale paraît intacte. A la coupe, on découvre de très nombreuses granulations disséminées dans toute l'étendue du parenchyme. Le poumon gauche offre des altérations analogues. Les ganglions trachéobronchiques sont caséifiés.

Cœur. — Le péricarde est sain. Le cœur possède une consistance ferme ; il n'est pas dilaté. Les valvules tricuspides, aortiques et pulmonaires, les artères coronaïves sont normales ; par contre, sur le bord libre de la valvule mitrale, il existe des végétations irrégulières surtout abondantes au niveau de la petite valve. Le cœur droit ne contient pas de caillots.

Il n'y a en aucun point du cœur gauche d'ulcérations ou de perforations.

Les autres viscères : reins, pancréas, rate, surrénales, estomac, intestins, sont macroscopiquement sains. Le cerveau n'offre rien de particulier sur sa face externe ; les vaisseaux qui serpentent sur cette face ne sont pas congestionnés ; les méninges ne sont ni épaissies, ni adhérentes, il n'y a pas de thrombose des sinus.

A la coupe, rien d'anormal : pas de formations tuberculeuses, pas de lésions des plexus choroïdes, pas d'hydrocéphalie. Les noyaux opto-striés, la capsule interne ont leur aspect habituel. Il en est de même du cervelet, de la protubérance, du bulbe et de la moelle.

Examen histologique. Cerveau. — Il a été prélevé au moment de l'autopsie des fragments : 1° de la partie moyenne des pariétale et frontale ascendantes gauches ; 2° de la partie supérieure des mêmes circonvolutions ; 3° du bulbe et de la protubérance ; 4° de la région de la couche optique et du noyau caudé, à gauche et à droite ; 5° des renflements cervical et bombaire. Ces divers fragments ont été inclus à la celloïdine et fixés de façon à pouvoir les étudier par les méthodes de Nissl et par l'hématoxyline éosine.

Fragments de circonvolutions. — 1° A l'hématoxyline éosine un morceau de la partie moyenne des frontale et pariétale ascendantes droites n'offre aucune grosse altération des méninges ; les vaisseaux de la pie-mère ne paraissent pas congestionnés, leurs parois ne sont pas épaissies, sous-aracnoïdo-pie-mériens ne présentent aucune trace d'infiltration leucocytaire.

Les mailles de la pie-mère ne contiennent pas de microbes. L'écorce sous-jacente offre pour toutes lésions : 1° une légère raréfaction des couches superficielles ; 2° quelques dilatations des gaînes lymphatiques périvasculaires ; 3° quelques tout petits foyers hémorragiques, mais les cellules ont conservé leur orientation normale ; et paraissent aussi nombreuses que d'habitude. Il n'y a pas de choreakœrperchen. Les noyaux névrogliques n'ont subi aucune multiplication. Un morceau de la partie supérieure des frontale et pariétale ascendantes gauches offre le même aspect. Peut-être cependant, peut-on y voir par places, une légère congestion des méninges et des capillaires intra-corticaux. Les gaînes périvasculaires paraissent plus dilatées que sur les coupes précédentes. Sur la partie moyenne des mêmes circonvolutions, on retrouve les mêmes altérations et de plus, dans l'intérieur des méninges, et en plein parenchyme cérébral, des petites masses arrondies ou ovalaires, cinq à six fois grosses comme un noyau névroglique, disséminées dans la substance nerveuse, sans prédilection spéciale pour les vaisseaux, de coloration gris-bleuté. Sur diverses coupes de la région opto-striée, tant droite que gauche, on voit encore les mêmes masses arrondies et aussi les mêmes dilatations des gaînes périvasculaires. Les plexus choroïdes sont intacts. 2° Au marchi, il n'existe en aucun point de lésion bien nette. 3° Au Nissl par contre on constate sur toutes les coupes des altérations assez considérables. Région opto-striée. La plupart des cellules sont malades : les unes ont perdu complètement leurs corpuscules chromatophyles, fondus en une sorte de poussière ; les autres n'ont presque plus de prolongements ; sur d'autres le noyau est excentrique ; la zône qui entoure le nucléole a pris une teinte uniforme, elle s'est homogénéisée ; par place on voit autour du corps cellulaire, et même à son intérieur des noyaux arrondis, fortement coloriés en violet, c'est-à-dire des noyaux névrogliques en petit nombre : 4 ou 5 au plus qui semblent ronger la cellule ; il existe donc un certain degré de neuronophage. Sur une autre coupe portant sur l'autre région opto-striée, on constate que de nombreuses cellules sont réduites à l'état de moignon ; certains prolongements sont tuméfiés comme œdémateux ; la chromatolyse toujours très marquée, paraît surtout périnucléaire ; il existe ici encore une neurophagie très marquée. Mais ce qui différencie cette coupe de la précédente, c'est la variabilité des lésions. Il y a des cellules qui ont gardé leur aspect normal, dont les prolongements sont nets, les corpuscules chromatophiles nombreux, et dont le noyau reste central. Tout à côté on en voit d'autres présentant une légère chromatolyse, surtout périnucléaire, d'autres, dont le protoplasma est échancré par des noyaux névrogliques ; d'autres encore, dont la forme est arrondie et qui n'offrent plus aucun détail de leur structure normale. Par places, aux noyaux névrogliques s'adjoignent quelques mononucléaires.

Sur d'autres fragments de la même région on retrouve des lésions analogues, mais beaucoup plus diffuses et, aussi, beaucoup moins intenses. Les vaisseaux sont intacts. Quant aux fragments d'écorce rolandique, leur examen conduit à des résultats analogues. Les méninges et les vaisseaux sont à peu près intacts, mais les lésions cellulaires sont multiples. Les petites cellules pyramidales sont en grand nombre, atteintes de chromatolyse périnucléaire ; quelques-unes ont perdu leurs prolongements ; d'autres sont entourées de noyaux névrogliques, qui sur un point quelconque de leur surface, les pénètrent. Les grandes cellules pyramidales saines sont l'exception, la plupart sont lésées. Certaines ont une forme arrondie, et privées de la plupart de leurs prolongements, donnent l'impression de véritables moignons ; d'autres sont atteintes de chromatolyse ; leur noyau est excentrique ou encore la zône qui entoure le nucléole a pris une coloration uniforme gris-bleuté. D'ailleurs, toutes les grandes cellules pyramidales ne sont pas également altérées ; certaines même paraissent à peu près normales. Ces diverses lésions sont essentiellement diffuses ; elles ne paraissent pas prédominer sur un point plutôt que sur l'autre de la préparation. Nous les avons retrouvées sur toutes les coupes examinées aussi bien au niveau des frontales que des pariétales ascendantes. Les cellules des cornes antérieures sont infiniment moins lésées. Divers fragments d'organes ont été fixés, soit au Müller, soit au formol, inclus à la celluloïdine, débités en coupes minces et colorés par l'hématoxyline-éosine.

Diaphragme. — Les 2 faces du muscle sont recouvertes par des masses fibrineuses. surtout abondantes à la face inférieure et qui, par endroits, pénètrent et dissocient les couches musculaires superficielles. Elles contiennent : 1° des néovaisseaux, à parois très minces. dont quelques-uns sont congestionnés, remplis d'hématies, d'autres même rompus ; 2° des masses caséifiées arrondies au centre desquelles on voit de très nombreuses cellules géantes. Dans les espaces interfasciculaires elles-mêmes ne paraissent pas très malades. Sur un autre fragment du même muscle on retrouve les mêmes altérations, avec en plus une infiltration leucocytaire intense des masses fibrineuses sous-diaphragmatiques.

Les cellules géantes sont très nombreuses.

Cœur. — Il présente des lésions banales d'endocardite chronique.

Pancréas. — Le parenchyme glandulaire et les canaux excréteurs sont intacts, mais dans le tissu conjonctif du voisinage, on observe quelques cellules géantes et deux à trois petits foyers hémorragiques.

Rate. — Elle contient un grand nombre de tubercules peu étendus, arrondis, partiellement confluents, les uns simplement caséifiés, les autres riches en cellules géantes. La capsule est épaissie. Les follicules de Malpighi présentent leur aspect normal.

Foie. — La capsule épaissie envoie, par sa face profonde dans l'intérieur de l'organe, des travées riches en cellules embryonnaires et dont certaines, même, contiennent de petites masses caséifiées. Le parenchyme est criblé de petites hémorragies, qui dissocient les travées lobulaires et paraissent surtout abondantes au dessous de la capsule. Par places, on constate de la dégénérescence graisseuse des cellules. Les espaces portes sont dilatés ; beaucoup contiennent des foyers hémorragiques ou des nodules infectieux, mais les veines portes, les branches de l'artère hépatique et les canaux biliaires ne paraissent pas très altérés. Sur d'autres coupes on retrouve les mêmes lésions. Mais de plus, on peut voir quelques cellules géantes typiques dans les travées conjonctives qui émanent de la face profonde de la capsule et dans cette capsule. Il existe, par endroits, quelques masses volumineuses arrondies à centre caséifié, dont la circonférence est constituée par des lencocytes mononucléaires et qui ne sont autres que des tubercules du foie. L'un d'eux contient cinq à six belles cellules géantes. L'infiltration leucocytaire qui l'entoure se propage, par les fissures de Kiernan, aux espaces portes du voisinage.

Appendice. — Il est normal, mais dans la gaîne conjonctive, on voit de très nombreuses cellules géantes.

Poumons. — Ils offrent des lésions incontestables de tuberculose granulique. De-ci de-là apparaissent quelques granulations de forme arrondie, relativement volumineuses, dont le centre est caséifié et dont la périphérie est constituée par d'innombrables leucocytes, au sein desquelles on voit de belles cellules géantes. De place en place au milieu de nodules d'apparence inflammatoire sans caséification centrale, quelques cellules géantes typiques. Les vaisseaux sont congestionnés, il y a même quelques petits foyers hémorragiques. Au voisinage des productions tuberculeuses, les alvéoles sont remplis de fibrine, d'hématies et de cellules endothéliales desquamées. Les bacilles n'ont pas été cherchés.

La plèvre viscérale est épaissie, sclérosée, riche en vaisseaux de nouvelle formation, et contient quelques follicules tuberculeux tout petits.

Observation

(Citée par Sergent et Babonneix.)

Alphonse L.., âgé de 19 ans, mécanicien, entre le 19 septembre 1902, salle Lorain dans le service de M. Gaucher, suppléé par le docteur Sergent.

Antécédents héréditaires. — Le père est âgé de 50 ans, il est probablement tuberculeux, car depuis quelques années il tousse et a eu quelques hémoptysies. Il n'est pas nerveux. La mère est bien portante, mais excessivement émotive et impressionnable ; elle n'a jamais eu cependant de chorée, d'hystérie, ni de manifestations nerveuses quelconques ; elle ne présente actuellement aucun stigmate d'hystérie. Dans la famille, il ne semble pas y avoir de stigmates particulièrement net d'ordre neuro-arthritique. Les parents du malade ne sont pas sujets aux migraines, à l'eczema, à la gravelle, aux coliques hépatiques.

Antécédents personnels. — Le malade est né à terme, il a été élevé en nourrice, au biberon, jusqu'à l'âge de 27 mois; à cette époque il a été repris par la maman. Son enfance a été assez délicate : à 3 ans il a eu la rougeole ; à 4 ans des convulsions ; à 17 ans une fluxion de poitrine. L'hiver dernier il a eu une attaque de rhumatisme articulaire.

Les douleurs ont commencé par le talon, puis elles ont gagné les chevilles, les genoux, les différentes articulations du membre supérieur. Les jointures atteintes étaient enflées et si douloureuses que le malade a dû garder le lit pendant 2 mois. Un médecin appelé à ce moment a porté le diagnostic de douleurs de croissance, mais a néanmoins prescrit du salicylate.

Ces douleurs, qui ont duré 2 mois, ont disparu peu à peu. Elles ne sont pas accompagnées de palpitations ; le malade dit qu'on l'a ausculté à ce moment et qu'on ne lui a rien trouvé au cœur. Un mois après la fin de son rhumatisme, est apparue la chorée.

Celle-ci s'est développée peu à peu, augmentant progressivement d'intensité. Le malade est conduit à la consultation externe de Saint-Antoine, où il tombe deux fois par terre et se contusionne violemment ; à la suite de cet accident, les parents se décident à le faire rentrer à l'hôpital.

Etat actuel. — Le malade est un garçon de haute taille, maigre, mais assez bien musclé. Sa figure, dans les rares moments où elle n'est pas agitée par des convulsions, est expressive et assez intelligente. Les mouvements choréiques sont généralisés et incessants. A la face, les paupières s'élèvent et s'abaissent, les yeux roulent dans leurs orbites, les ailes du nez se contractent par instant, le front se plisse et se déplisse, les commissures des lèvres sont tirées dans tous les sens, la langue est projetée en dehors avec violence, le frein vient frotter contre l'arcade dentaire inférieure. la tête est successivement fléchie, étendue, portée à droite ou à gauche, les épaules s'agitent, les bras se livrent à une gymnastique effrénée. Le malade ne peut rester une seconde immobile dans son lit, il se tourne et se retourne, se jette sur le ventre, se remet sur le dos, se plie, se contorsionne. Les membres inférieurs sont projetés avec violence dans toutes les directions, et il ne faut pas moins de 3 infirmiers pour le tenir, lorsqu'on veut l'examiner, Ces mouvements ne sont nullement arrêtés par la volonté. L'alimentation est très gênée, le sommeil nul. Il n'existe pas d'ulcération cutanée, mais la température marque déjà 39 degrés, le pouls est à 120. Les muscles de la vie organique se tiennent encore : il n'y a pas d'incontinence sphinctérienne, pas de spasme de l'œsophage, de l'estomac ni des muscles respiratoires : la respiration n'est pas modifiée.

L'examen du cœur dénote l'existence d'un souffle systolique mitral, filant vers l'aisselle, rude, non modifié par les changements d'attitude : il s'agit évidemment là d'une lésion organique due au rhumatisme antécédent.

Les appareils digestif et respiratoire sont normaux.

Le malade n'a pas non plus de délire ni d'excitation maniaque, il ne se plaint pas de la tête ; il ne paraît pas présenter de zônes hystérogènes. Les urines contiennent des traces d'albumine.

On prescrit 5 grammes de chloral dans une potion à prendre dans les 24 heures : on ordonne aussi des enveloppements dans le drap mouillé, enveloppements renouvelés toutes les 3 heures.

Le 20 septembre l'état ne s'est pas modifié. L'agitation musculaire est toujours aussi marquée : le malade n'a pas reposé une minute : il est anxieux et demande qu'on lui donne un remède lui permettant de dormir un peu. Il a toujours de la fièvre, mais il n'a pas le moindre délire, il reconnaît les personnes qui l'entourent et peut causer et répondre avec netteté aux questions qu'on lui pose.

On remplace le chloral par de la morphine en injections sous-cutanées : on continue les enveloppements froids.

Le 21 septembre, le malade est encore plus agité que la veille, la température est montée à 40 degrés, le pouls est à 130 ; les genoux et les chevilles commencent à être rouges et à s'excorier ; le cœur reste régulier malgré l'extrême tachycardie, il n'y a pas d'hypotension artérielle marquée ni de troubles digestifs.

Devant la gravité de l'état présenté par le malade on essaye la méthode de Gillette, de l'émétique à haute dose, et on lui fait absorber, le 21, vingt, le 22 trente, et le 23, quarante centigrammes d'émétique tenu en suspension dans un julep gommeux de 120 grammes.

Le 23 septembre, le mieux persiste, mais le 25, les mouvements redeviennent plus forts que jamais ; le malade ne peut plus rien avaler, il se heurte contre les planches qui entourent son lit, se débat entre les mains des infirmiers qui l'entourent, prononce des paroles incohérentes, injurie des personnes absentes, demande qu'on le laisse sortir de l'hôpital.

Pendant cette phase délirante on s'aperçoit qu'une éruption scarlatiniforme est apparue sur les membres inférieurs, au niveau des points où le frottement est maximum. Cette éruption s'étend peu à peu et finit par recouvrir ces membres sur toute leur étendue.

Aux membres supérieurs, il n'y a rien de semblable. Le cœur devient faible et irrégulier, les lèvres se cyanosent et le malade meurt à 5 heures du soir dans un coma presque complet.

Autopsie. — Les méninges cérébrales et rachidiennes sont absolument normales, non injectées ni adhérentes. La surface externe de l'encéphale ne paraît pas vascularisée à l'excès. Les différentes coupes du névraxe ne montrent pas la moindre lésion. En somme, le système nerveux examiné macroscopiquement, paraît absolument normal.

Le cœur présente des lésions d'endocardite aiguë végéta nte localisée à l'orifice mitral. Le péricarde contient un léger épanchement séro-fibrineux. Les autres viscères sont intacts, le tube digestif ne présente pas la moindre ulcération.

Observation

(Dupré et Camus)

Jeune homme de 18 ans, garçon pâtissier, entre le 10 octobre dans le service pour de vagues douleurs de l'épaule gauche, remontant à une quinzaine de jours environ, un sentiment de fatigue générale et une légère céphalée.

Rien d'objectif à l'épaule, ni dans les différents organes, sauf au cœur, dont les bruits sont sourds, voilés et mal frappés ; le premier est peu perceptible, le second semble très légèrement soufflant. Pouls entre 90 et 100. Appétit diminué. Réflexes rotuliens un peu exagérés. Température rectale : 38°. 6 le soir, 37°,9 le matin.

Tout d'abord, difficulté d'un diagnostic avec ces seuls symptômes. Amnèse vague : mère rhumatisante ; lui-même, toujours bien portant, aurait cependant eu il y un an, pendant quelques jours des douleurs et du gonflement du genou gauche. Le lendemain, l'état d'abattement et d'indifférence, la fatigue et l'asthénie générale, la céphalalgie, la température et le pouls devaient naturelle ment faire penser à un début d'infection typhoïde. Les 2 jours suivants, la température au-dessus de 38 degrés, céphalalgie plus intense ; 2 épistaxis peu abondantes. Le diagnostic semble se confirmer, mais le 14 octobre, la température descend un peu, 37°8 le matin ; 38°,2 le soir ; pouls 88. Le 15 octobre, amélioration notable ; la céphalalgie a disparu, le sommeil est revenu, les douleurs de l'épaule ont cessé, la fatigue a diminué ; ni bourdonnements d'oreille, ni troubles de la vue, réaction pupillaires faibles ; réflexes tendineux et cutanés un peu exagérés ; pas de signe de Babinski.

Température matinale : 37°6, pouls 86. L'état mental est manifestement altéré ; indifférent, l'air distrait et comme ailleurs, le malade semble inattentif aux questions qu'on lui pose, répond sans réflexion, se contredit fréquemment. Le débit est inégal, un peu brusque. Sur la physionomie très mobile se succèdent sans motif les expressions les plus différentes ; moue et mâchonnement de temps à autre.

Le 17 octobre, apparition dans la région antéro-latérale du thorax, de douleurs accrues par la pression sur le trajet du phrénique gauche aux points classiques. Bruits du cœur toujours voilés et sourds. Dans la position assise frottement péricardique léger, post-systolique et post-diastolique, bien limité à la région médio-sternale.

Application de ventouses scarifiées dans la joue péricardiale. Le 19 octobre, douleurs spontanées et provoquées ont disparu. L'état mental s'aggrave dans le sens plus haut indiqué ; et le 20 octobre pour la première fois, s'ajoutent à l'instabilité psychominique des jours précédents, des contractions cloniques de la face et du cou qui décèlent la nature choréique des troubles mentaux et moteurs observés. Les lèvres sont agitées de mouvements répétés, les paupières s'ouvrent et se ferment fréquemment, les muscles de l'expression se contractent ensemble ou isolément, la tête est sans cesse déplacée sur l'oreiller. Le sommeil devient plus rare.

Le 21 octobre, mouvements convulsifs plus accentués à la face, succession des expressions les plus bizarres et les plus opposées, les yeux se portent dans toutes les directions, la tête se tourne à droite et à gauche, se fléchit, ou se renverse en arrière. Par moments, attitudes passionnelles hystériformes plus stables. De temps à autre gémissements, exclamations rapides, sensation de constriction laryngée. Le 22 octobre les mouvements, franchement choréiques s'étendent aux membres supérieurs ; peu accentués aux extrémités, ils intéressent surtout l'épaule et le bras et peuvent être quelque temps arrêtés par une invitation adressée au malade, par sa volonté ou par la mise en jeu de son attention ou encore par une pression très légère exercée sur le membre. Température 38°, 6, pouls 96. Le 23 octobre, la ponction lombaire donne issue dans une pression un peu forte, à un liquide absolument limpide, où l'examen microscopique montre une lymphocytose très discrète.

Le 24 octobre les mouvements choréiques se généralisent au tronc et au bassin. Les reins se cambrent, le thorax s'incline de côté et d'autre, le bassin est soulevé au dessus du plan du lit, les muscles droits dépriment l'abdomen. Les sphincters sont respectés. Mouvements désordonnés et incessants aux membres inférieurs. L'agitation musculaire prédomine d'une façon générale du côté gauche.

Réflexes tendineux un peu exagérés. Ni contracture ni kernig. Pas de troubles saisissables de la sensibilité, insomnie, cris plaintifs, et sons inarticulés expiratoires involontaires. Hallucinations visuelles le malade voit autour de lui des gens qui veulent le battre. Agitation très grande, gémissements. Malaise général, sans localisation précise. La peau uniformement sèche est rouge et irisée aux coudes aux hanches, aux genoux, aux points de frottements et presque excoriée par places, au menton notamment. Bruits du cœur toujours sourds et mal frappés ; frottements péricardiques peu appréciables dans le décubitus, beaucoup plus net dans la position assise. Pas de signes d'épanchements. Pouls. 108 ; température 38,6.

Le 25 octobre, le traitement (bromure et chloral ; drap mouillé) n'amène aucune sédation, l'insomnie persiste, l'agitation augmente, la situation s'aggrave : si le malade n'était pas surveillé et contenu dans le drap mouillé, il tomberait de son lit sur le sol. Le pouls s'accélère, la température le soir, monte à 40° et après une brève accalmie et quelques instants de sommeil qui suivent la prise d'un granule de « Duboisine », l'agitation reprend, et, vers le milieu de la nuit, le malade succombe. La mort a lieu 25 jours après l'entrée du malade à l'hôpital, 5 jours seulement après le début des phénomènes choréiques.

Autopsie. — Péricardite hémorragique et adhésive. Le feuillet pariétal est considérablement épaissi, ses vaisseaux sont saillants et dilatés ; ce feuillet sans épanchement intermédiaire adhère au feuillet viscéral ; la symphyse qui n'est que partielle, affecte surtout la partie moyenne de la face antérieure et le bord droit du cœur.

Les adhérences produites par de fausses membranes assez épaisses, peuvent être facilement rompues. La surface du cœur apparaît alors dans son ensemble avec une teinte générale hémorragique. Le feuillet viscéral du péricarde est en effet le siège de suffusions sanguines très importantes. Très étendues, ces suffusions prédominent en foyers très marqués à la base et au bord gauche de l'organe, avec maximum aux sillons interauriculo-ventriculaire et interventriculaire antérieur, ainsi qu'à la naissance de l'artère pulmonaire ; en ces points, la séreuse a conservé son aspect poli.

Beaucoup plus discret est le piqueté hémorragique dans les zônes d'adhérences et au niveau des fausses membranes. Endocarde peu atteinte : très légères rugosités aux bords libres de la mitrale et des sigmoïdes aortiques. Les gros vaisseaux sont sains. Poumons normaux, sauf le tubercule crétacé au sommet gauche. Reins congestionnés un peu augmentés, ne présentant aucune lésion macroscopique. Le foie d'apparence normale, pèse 1440 grammes. Rate un peu grosse : 245 grammes.

Les centres nerveux sont extrêmement congestionnés quelques ecchymoses sous-pie mériennes à la face externe des hémisphères (lobe pariétal gauche surtout) Les artères y sont dilatées, très saillantes ; les veines turgides et gorgées de sang noir, non seulement sur les hémisphères cérébraux mais aussi tout le long de la moelle, où elles forment de véritables paquets variqueux. Les méninges paraissent saines, sans adhérences, sans exsudat, sans granulations tuberculeuses. L'encéphale pèse 1455 gr. Pas d'altérations macroscopiques du centre. Après l'ablation du cervelet et de la protubérance, on aperçoit dans l'angle postérieur des pédoncules cérébraux une petite production d'apparence kystique, translucide, du volume d'une petite noisette et développée aux dépens des méninges. Examen histologique. Les vaisseaux méningés sont remplis de globules ; la proportion des leucocytes intravasculaires n'est pas anormale. Les cellules pyramidales sont normales au point de vue de la forme et des dimensions. Les prolongements cellulaires sont intacts. Ces éléments sont souvent assez pauvres en corps chromatiques, surtout en périnucléaires. Ces formations font défaut dans quelques cellules. Le noyau ovoïde, est presque toujours muni d'un nucléole central unique et arrondi.

Le caryoplasme semble un peu plus homogène et plus colorable qu'à l'état sain.

Entre les cellules nerveuses on trouve disséminés de nombreux éléments à noyaux arrondis à protoplasme fort exigu Morphologiquement très comparables aux lymphocytes. Ces cellules se trouvent parfois au contact et plus rarement à l'intérieur des corps ou des prolongements neuroniques qu'ils semblent attaquer. On peut donc déceler dans cette écorce des aspects qui rappellent beaucoup les processus de neuronophagie.

Observation

(Malherbe). *Archives de méd.* 1858, 5e série, t. XII, p. 91.

Leduc (Pierre), laboureur, de 22 ans, entré à l'Hôtel Dieu le 13 mars 1841. Ce jeune homme, extrêmement adonné à la masturbation, puisqu'il répétait l'acte jusqu'à huit à dix fois par jour, a été atteint il y a cinq ans d'une première maladie convulsive ; une dizaine de fois par jour, il devenait tout à coup immobile, étendait les bras, faisait quelques pas en arrière et tombait sur le dos sans connaissance. La guérison eut lieu après une durée d'environ trois mois.

Rechute deux ans plus tard : tous les muscles du corps sont animés de mouvements choréiques intenses ; urines involontaires : constipation constante ; intelligence très affaiblie. Pendant deux mois on essaye inutilement un grand nombre de médications ; bains d'immersion, de Barèges, d'aspersion, bains simples tièdes avec applications froides sur la tête, purgatifs énergiques, antispasmodiques à forte dose, unis aux narcotiques, etc.

Dans le cours du mois de mai, il survint de la diarrhée avec fréquence du pouls, fièvre, sécheresse de la langue, soif vive. L'amaigrissement fit des progrès rapides. Le malade est plongé dans la stupeur, le pouls s'affaiblit, les mouvements convulsifs diminuent d'intensité. A la fin de mai, le corps se couvre d'une éruption miliaire générale. La stupeur est profonde, les mouvements convulsifs à peu près nuls. La mort a lieu le 1er juin, dans le dernier degré de l'adynamie.

Autopsie. — Os très épais et très durs, capacité crânienne évidemment très petite; cerveau peu volumineux; un peu de sérosité dans les mailles de la pie-mère. Ramollissement et coloration rosée de toute la couche superficielle de la substance grise, qui s'enlève en bouillie par le plus léger grattage avec le dos du scalpel ; cette lésion creuse toute la surface des hémisphères du cerveau et du cervelet.

Le reste de la substance grise et toute la substance blanche de l'encéphale ont peu de consistance ; mais sans offrir la mollesse diffluente de la substance grise superficielle. La consistance du cordon rachidien est à peu près celle qu'il présente chez les très jeunes enfants; le renflement cervical est beaucoup plus mou que le reste. La surface des poumons est parsemée d'un grand nombre de granulations miliaires dures, qui font saillie au-dessous des plèvres et qui semblent unir dans la substance pulmonaire des pédicules vasculaires ; la plèvre pariétale est rouge et offre des granulations de même nature. Foie cirrheux, tubercules des ganglions bronchiques, nés probablement sous l'influence de l'affaiblissement progressif de l'économie.

Observation

(Citée par Cartier (Thèse, Paris, 1876).

Il s'agit d'une fille âgée de 10 ans.

Elle entre à Sainte-Eugénie le 30 avril 1874 pour une

chorée généralisée, mais surtout marquée à gauche : le membre thoracique et le membre pelvien de ce côté sont le siège de mouvements très étendus, au point de dominer complètement les mouvements volontaires. L'intelligence est saine.

La malade accuse une grande souffrance à la région latérale gauche du cou.

Cette douleur cervicale est le reliquat d'un rhumatisme polyarticulaire dont elle fut prise il y a 6 mois.

Pas de souffle au cœur. Le teint est coloré, fébrile ; pouls régulier à 100.

Langue saburrale, digestions pénibles.

L'agitation progresse à droite ; impossibilité de se servir elle-même, céphalalgie intense.

L'enfant est hors d'état de parler.

Le 30 mai, c'est-à-dire la veille de sa mort, on rencontre des taches ecchymotiques à la commissure labiale gauche et sur la joue gauche. La main et le poignet gauches, la partie antérieure et inférieure du cou sont le siège de petites vésicules avec suffusion sanguine au pourtour ; les lèvres et les narines sont couvertes de croûtes qui semblent du sang desséché. Mort à 4 heures le 30 mai.

Autopsie.—On ne trouve pas de lésions nettes du cœur.

Système nerveux. La périphérie du cerveau présente beaucoup de veines dilatées et gorgées ; consistance normale. A la coupe piqueté sanguin.

Rien de particulier du côté des couches optiques ni des corps striés, rien dans les ventricules, liquide en quantité moyenne.

Observation

(Citée par Guinon, *France médicale*, 19 janvier 1886).

Il s'agit d'une jeune fille de 19 ans, blanchisseuse atteinte de chorée à la suite d'un grand chagrin.

La chorée ne fit que progresser depuis l'entrée. Bientôt apparaissent de la fièvre une éruption très foncée scarlatiniforme des téguments des membres, des fuliginosités de la cavité buccale, de la cyanose des extrémités et la mort survient.

A l'autopsie on constate un phlegmon diffus au niveau du membre supérieur gauche et des nombreux abcès ; quant au système nerveux il est absolument intact ; seules les grandes cellules de l'écorce ont paru un peu plus petites que normalement et ne contenaient pas la même quantité de pigments que d'habitude.

Observation.

(Citée par Daddi et Silverstini).

Fille de 17 ans qui eut il y a un an du rhumatisme articulaire ; au milieu d'avril 1898, début de la chorée, d'abord unilatérale, hémichorée atteignant également la musculature de la moitié de la face ; à mesure que la chorée s'étend à l'autre moitié du corps, apparaissent des troubles de la parole ; puis le tableau s'aggrave par l'adjonction de délire, d'hallucinations, de palpitations de cœur, de fièvre. Du côté où les mouvements choréiques avaient apparu tout d'abord, s'installe la paralysie flasque de la chorée molle.

Etude histologique du système nerveux montre au Golgi : atrophie variqueuse des prolongements protoplasmiques des cellules de l'écorce ; au Nissl, chromatolyse et dépôt de pigment jaune.

CONCLUSIONS

1) La mort dans la chorée est actuellement un fait universellement connu.

2) Elle est très souvent causée par des lésions cardiaques (endocardite, plus rarement péricardite), d'origine rhumatismale ou infectieuse.

3) Au point de vue clinique, la mort par la chorée seule est rare.

4) Presque toujours, la mort est causée par une des multiples complications de la chorée et en particulier du rhumatisme, par une maladie intercurrente, par l'épuisement.

5) La mort, dans ces circonstances, peut être annoncée par une *éruption cutanée* de type variable. Cette particularité a été relevée dans le cas qui fait le sujet de notre observation.

6) D'après les publications faites jusqu'à ce jour, les lésions sont tellement complexes qu'il est impossible d'en tirer aucune conclusion quant à leur siège et à leur nature exacte.

7) Cependant ainsi qu'il résulte des travaux récents de MM. Dejerine et Roussy et dont notre observation

confirme l'*opinion* les lésions *opto-striées* jouent dans le déterminisme de la chorée un rôle important que préciseront sans doute les recherches de l'avenir.

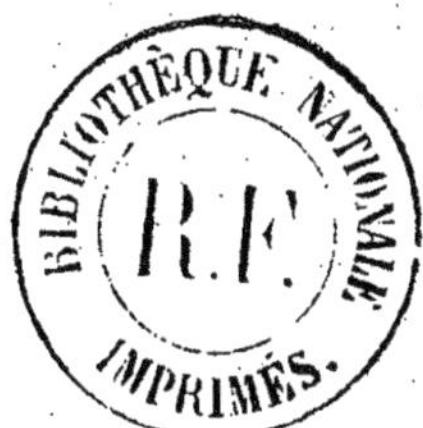

BIBLIOGRAPHIE

Breton. — Etat mental dans la chorée, Th. Paris, 1893.

Baille. — De la chorée. Th Paris, 1869.

Barié. — Chorée simple terminée par la mort subite. (Soc. méd. des hôp. de Paris, 28 avril 1904, p. 366-368).

Bazin. — Th. Paris, 1834.

Beauvais (de). — Deux observ. de chorée mortelle, *Gaz. des hôp.* 1874.

Bergeon. — *Rev. méd.* avril 1831.

Bonardi. — *Rev. Neurol.* 1898, p. 270.

Boscredon. — Chorée et scarlatine (*Bull. soc. anat.* 50e année, 1855, p. 199.

Bright. — *Arch. de méd.* t. XII, 1840.

Brown. *Lancet*, 19 avril, 1890.

Cadet de **Gassicourt.** — *Traité clinique des mal. de l'enf.* art. *chorée*, T. II, p. 277.

Cartier. — Eruptions variables préagoniques (Observ. citée). Th. Paris, 1876.

Dadi et **Silverstini.** — Cas mortel de chorée. *Revue Neurol.* 1899, p. 116 et 838.

Dyvrande. — Contribution à l'étude des formes graves de la chorée de Syd. Th. Paris, 1905.

Dieulafoy. — « Un cas de chorée mortelle ». Clinique médicale de l'Hôtel-Dieu, 1re série.

Dufossé. — Th. Paris, 1836.

Dupré et **Camus** (ob. citée). — Un cas de chorée aiguë mortelle. Soc. méd. des hôp. de Paris, 23 avril 1904, p. 361.

Gendron. — Th. Paris, 1835.

Guillemet. — Th. Paris, 1893.

Guinon. — *France Méd.*, 19 janvier 1886.

Guérin. — Th. Paris, 1876.

Hannequin. — Th. Paris, 1883.
Leauté. — Th. Paris, 1905.
Legay. — Th. Paris, 1876.
Laufeuaner. — Lésions anatomiques dans la chorée. Soc. royale des méd. de Budapest.
Lelion. — *Gaz. des Hôp.*, 1864.
Lélut. — *Gaz. méd.*, 1836.
Leroux. — Pathogénie de la chorée. *Presse médicale*, 21 mars 1896.
Leudet. — Chorée sans complication terminée par la mort. *Arch. de méd.*, 1853.
Monod. — *Bull. soc. anat.*, 1867.
Morcou. — Chorée. Th. Paris, 1837.
Moynier. — Chorée. Th. Paris, 1855.
Mossier. — La chorée d'origine tuberculeuse. Th. de Lyon, 1906.
Malherbe. — *Arch. méd.*, 1858, XII.
Marfan. — *Sem. méd.*, 1897.
Méry et **Babonneix.** — « Un cas de chorée mortelle ». *Gaz. des Hôp.*, 1908.
Massallongo. — *Rev. Neurol.* 1895, 15 décem.
Prichard. — *Arch. de méd.*, 1825, XVII.
Quanton. — Chorée. Th. Paris, 1857.
Raymond. — Danse de Saint-Guy.
Roger. — *Arch. de méd.*, 1868, XII.
Rufz. — *Arch. de med.*, 1834.
Roussy. — La couche optique. Th. Paris, 1907.
Sée (G.). — *Mém. de l'Acad. de méd.*, XXV, 1858.
Saquet. — Th. Paris, 1885.
Serre. — Th. de Montpellier, 1872.
Sœmmering. — Cité par Dufossé.
Sergent et **Babonneix.** — *Soc. médic. des Hôp.*, 5 mai 1904.
Sturges. — Mortalité dans la chorée, cité par Vicq.
Turner. — *Bull. méd.*, mai 1902.
Thoumas. — Th. Paris, 1849.
Triboulet. — De l'infection en chorée. Th. Paris, 1892.
Toutain. — Chorée et tuberculose. Th. Paris, 1900.
Vassitch. — La chorée des adultes. Th. Paris, 1883.
Vicq. — Th. Paris, 1903.

Angoulême. — Imprimerie L. COQUEMARD et Cie

www.ingramcontent.com/pod-product-compliance
Ingram Content Group UK Ltd.
Pitfield, Milton Keynes, MK11 3LW, UK
UKHW020329220726
13923UKWH00003B/1464

9 782019 242916